Otros libros por
Carmen & Rosemary Martínez Jover

Adquirir en:
www.amazon.com
www.carmenmartinezjover.com

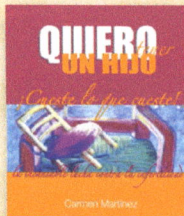

Quiero tener un hijo,
¡cueste lo que cueste!

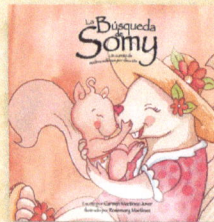

La Busqueda
de Somy

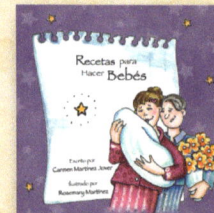

Recetas para
hacer bebés

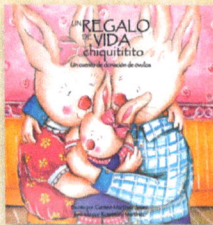

Un regalo de vida chiquitítito,
un cuento de donación de
óvulos: niñas*

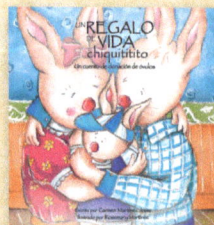

Un regalo de vida chiquitítito,
un cuento de donación de
óvulos: niños*

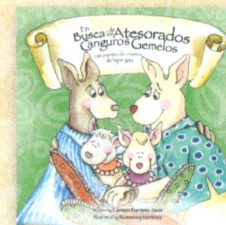

En Busca de los
Atesorados Bebés Canguros*

*Disponibles en:
English, Español, Français, Italiano,
Português, Svenska, Türkiye, Česky, Русский & Nederlands

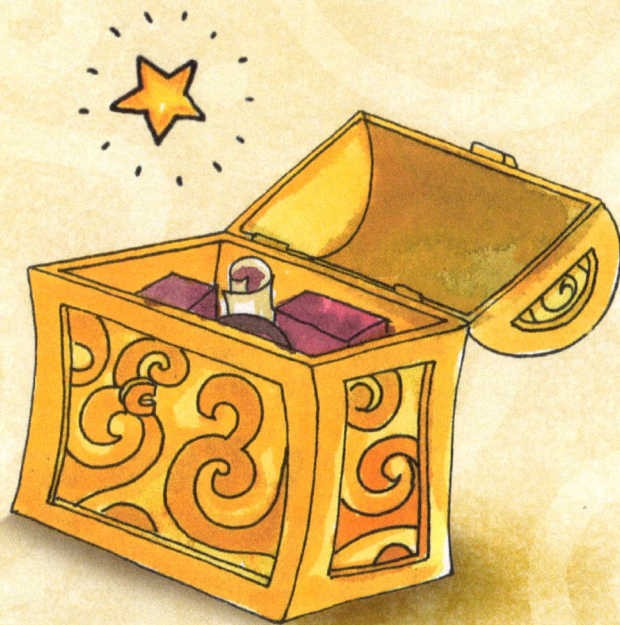

Dedicamos este libro a todos aquellos
que luchan por alcanzar los
tesoros de sus vidas.

Carmen & Rosemary Martínez Jover

Derechos de autor © 2009 **Carmen Martínez Jover**
www.carmenmartinezjover.com
Ilustraciones © 2009 **Rosemary Martínez Jover**
www.rmartdesign.com

ISBN 978-607-00-0869-6

En Busca del Atesorado Bebé Canguro
1ª edición, 1,000 copias, junio 2009

Este libro se imprimió en México en junio 2009, por Publidisa Mexicana,
S.A. de C.V., Calzada Chabacano no. 69, planta baja, Colonia Asturias,
06850 México D.F. Tel (+52) 55 5741 4959, www.publidisa.com

Guión:
Diseño e ilustración: Rosemary Martínez
Formación: Victor Alfonso Nieto
Bocetos: Rosemary Martínez & Judith Ferado

Para completar su familia a través de subrogación gestacional y
óvulo donado FIV contacte rotundachr@gmail.com
Lea más acerca de la amistosa clínica LGBT en iwannagetpregnant.com
Agradecimiento especial a www.endomotriosia.org
www.ami-ac.com y www.sisab.net

En Busca del Atesorado Bebé Canguro

Escrito por

Carmen Martínez Jover

Ilustrado por

Rosemary Martinez

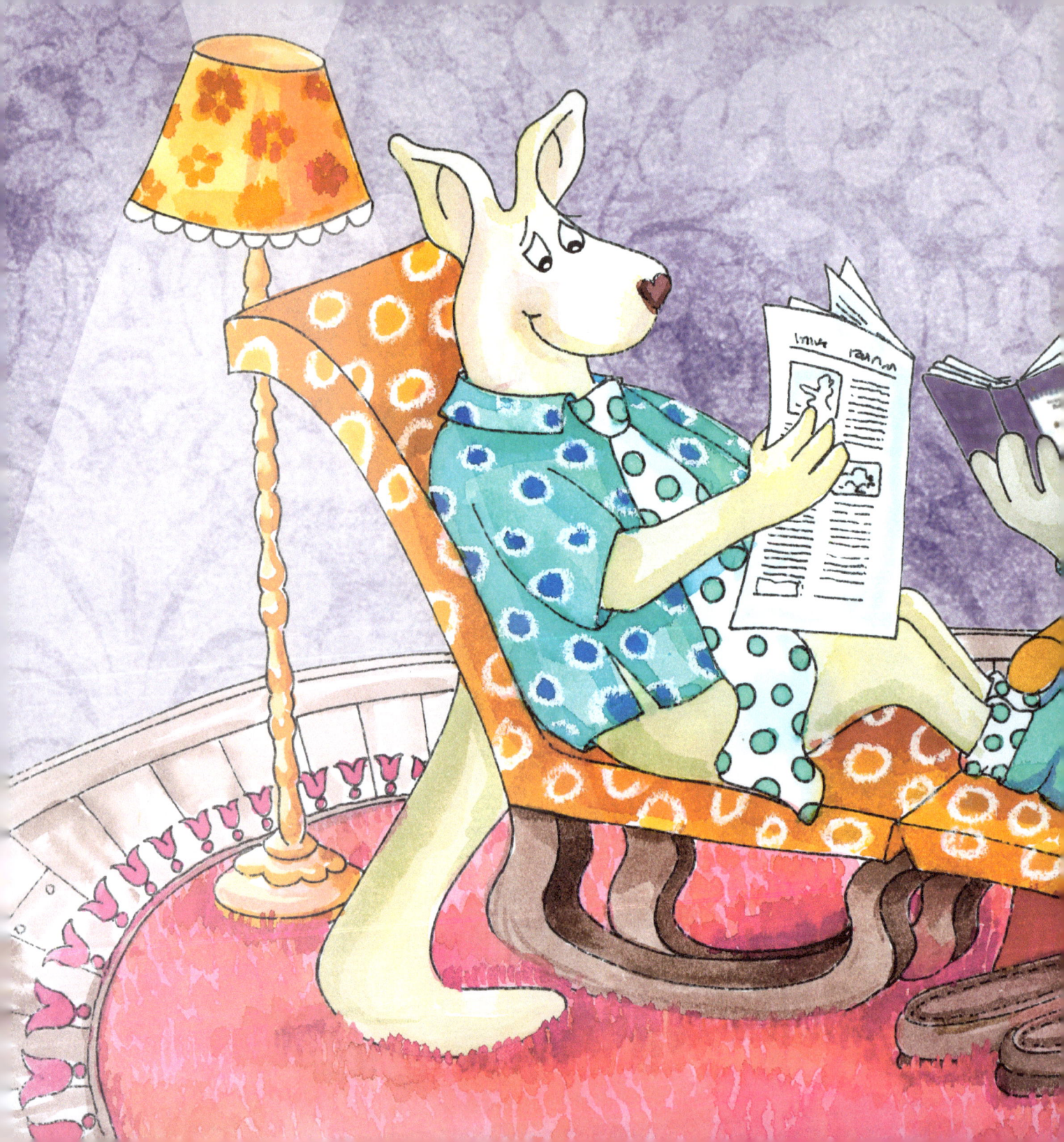

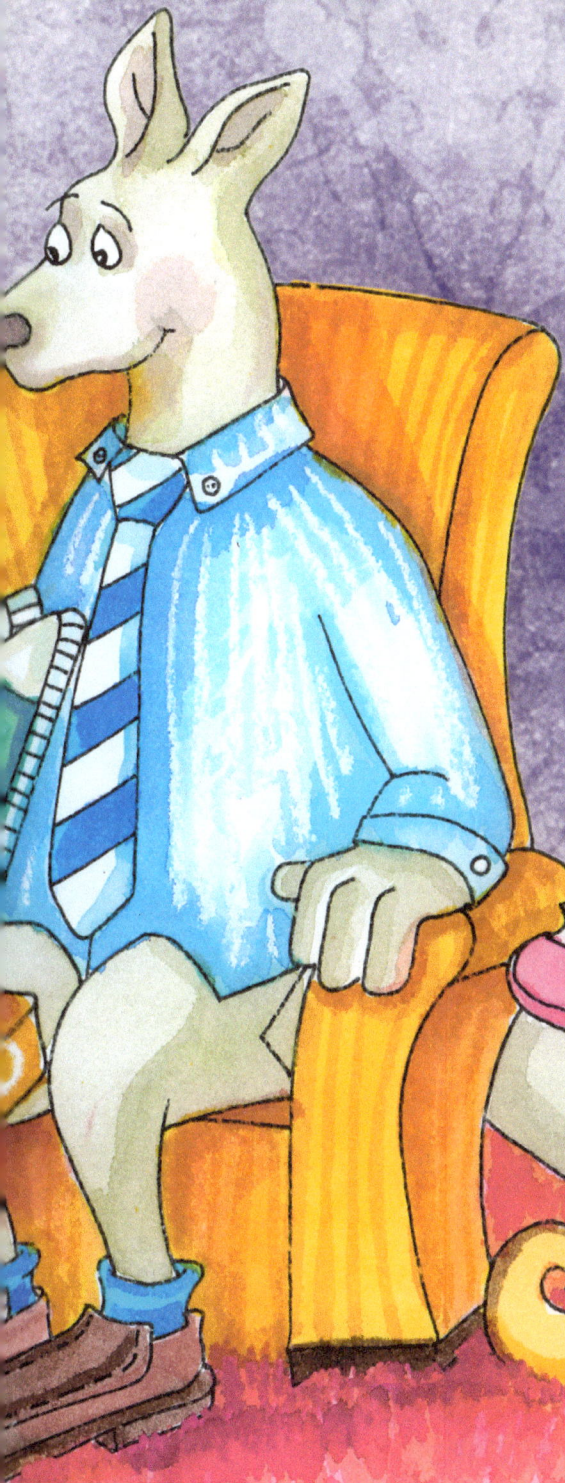

Había una vez
dos canguros:
Jack y Sam.

Vivían muy contentos en su
pequeño y acogedor hogar.

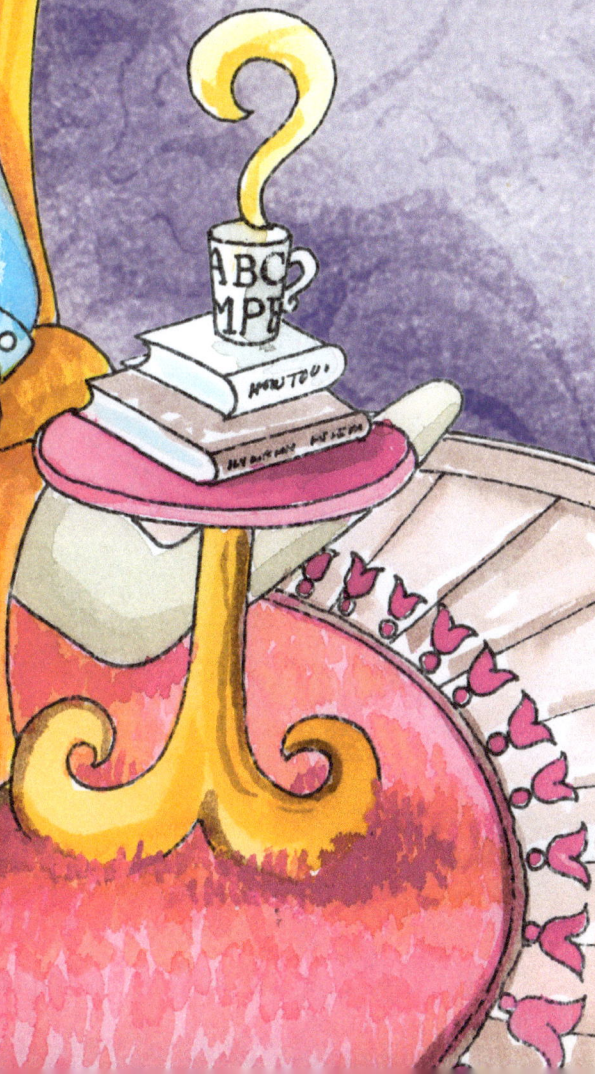

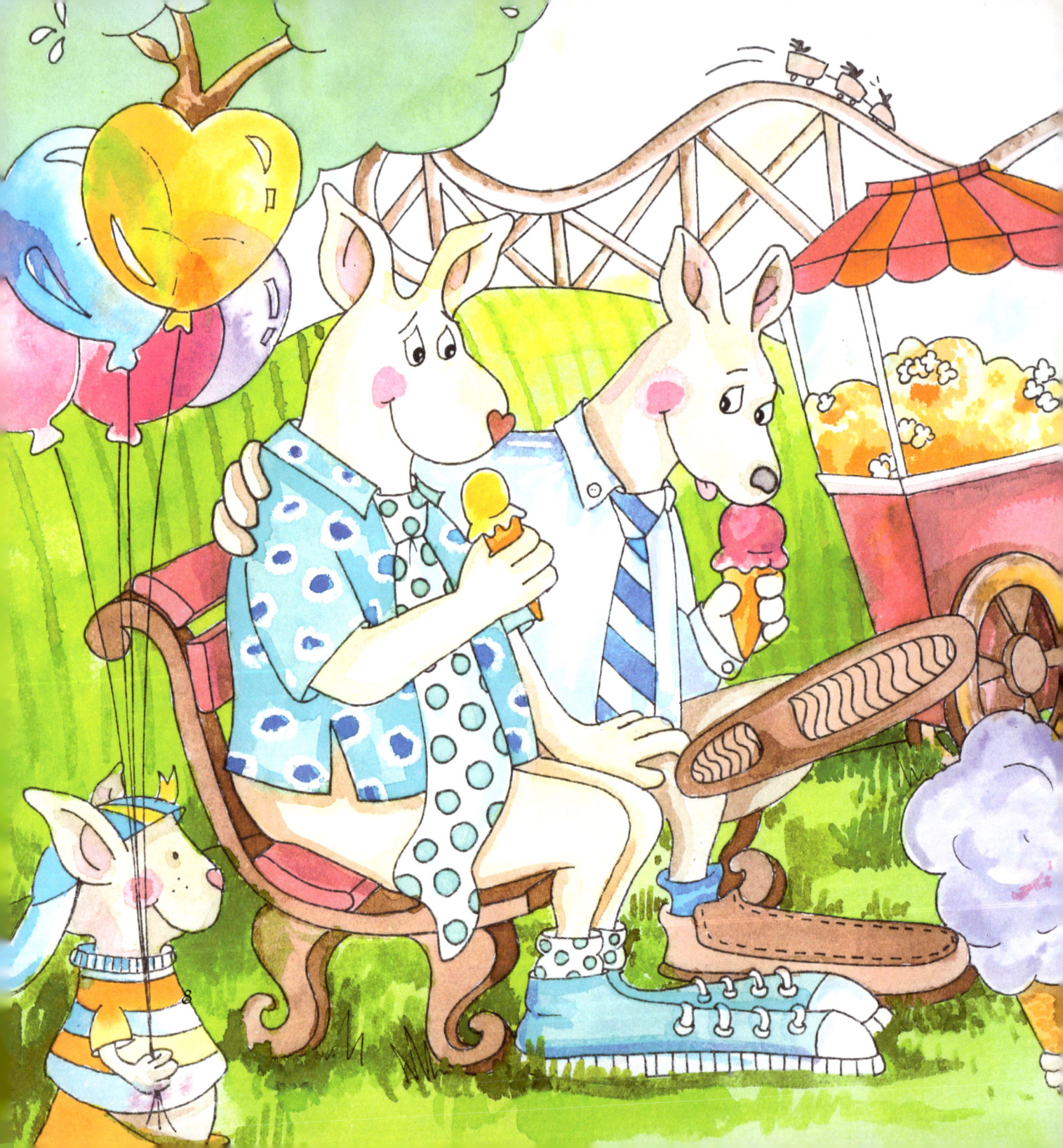

Un día, mientras estaban saboreando un helado en la feria, miraban a los pequeños canguros que jugaban a su alrededor.

"Jack, ¿no sería maravilloso tener nuestro propio bebé canguro?", dijo Sam.

Jack sonrió y contestó "Sí. Visitemos mañana al Sabio Simón para que nos aconseje."

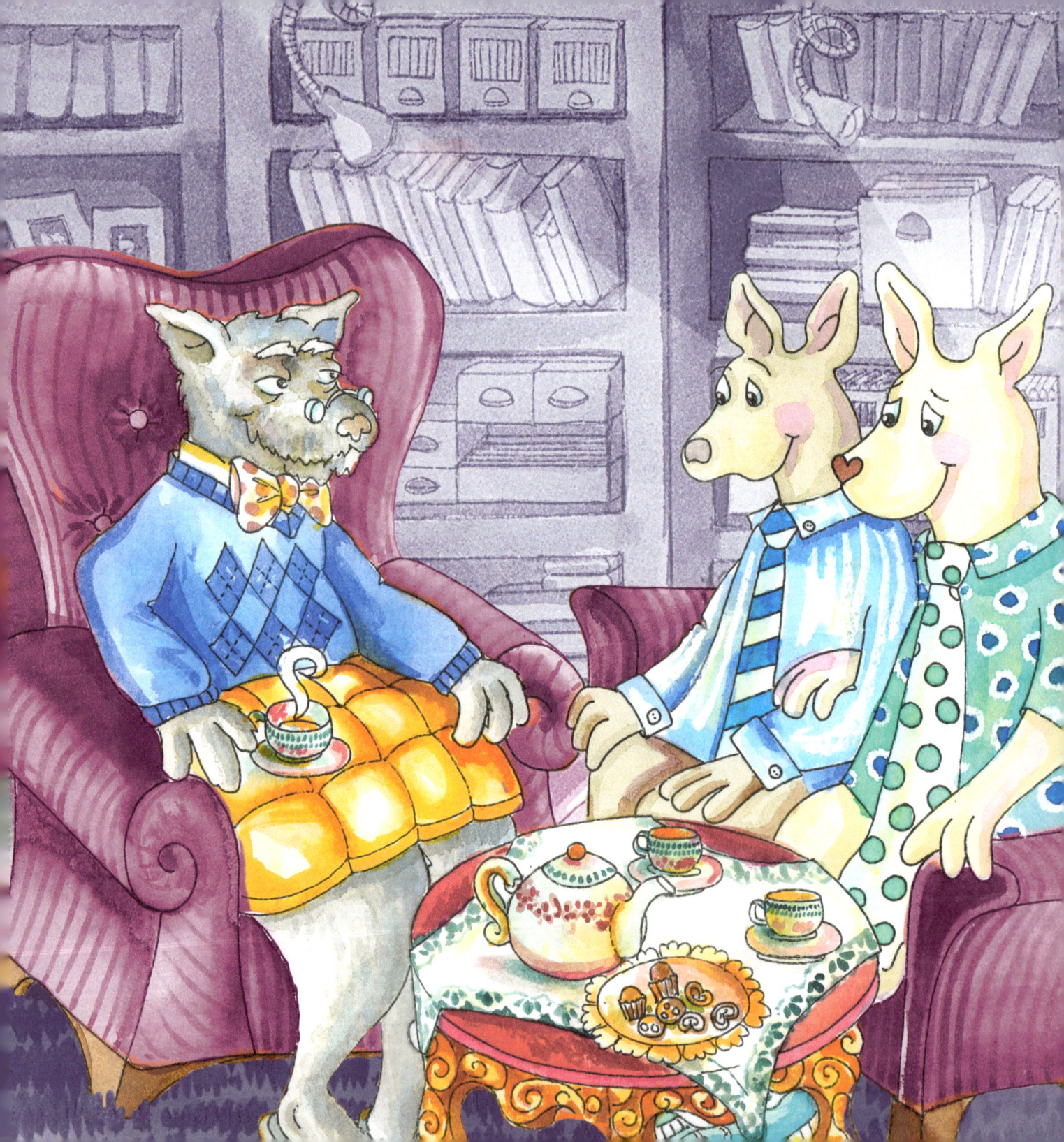

"Hola, Sabio Simón",
dijeron Jack y Sam.

"¡Qué linda sorpresa verlos!",
contestó el Sabio Simón.
"¿Qué puedo hacer por ustedes?"

"Necesitamos tu consejo.
Es que, mira..... queremos tener
nuestro bebé canguro y no sabemos
por dónde empezar", dijeron.

"¡Bien! Yo tengo
justo lo que necesitan.
Déjenme ver...." dijo el Sabio Simón,
mientras buscaba en su viejo
baúl del tesoro.

El Pergamino para
**la Búsqueda del Atesorado
Bebé Canguro**

"Este pergamino les enseñará
la lista de cosas que necesitan
para tener su propio bebé canguro.
Una vez que descubran en dónde
conseguirlas, regresen conmigo y les
diré qué sigue".

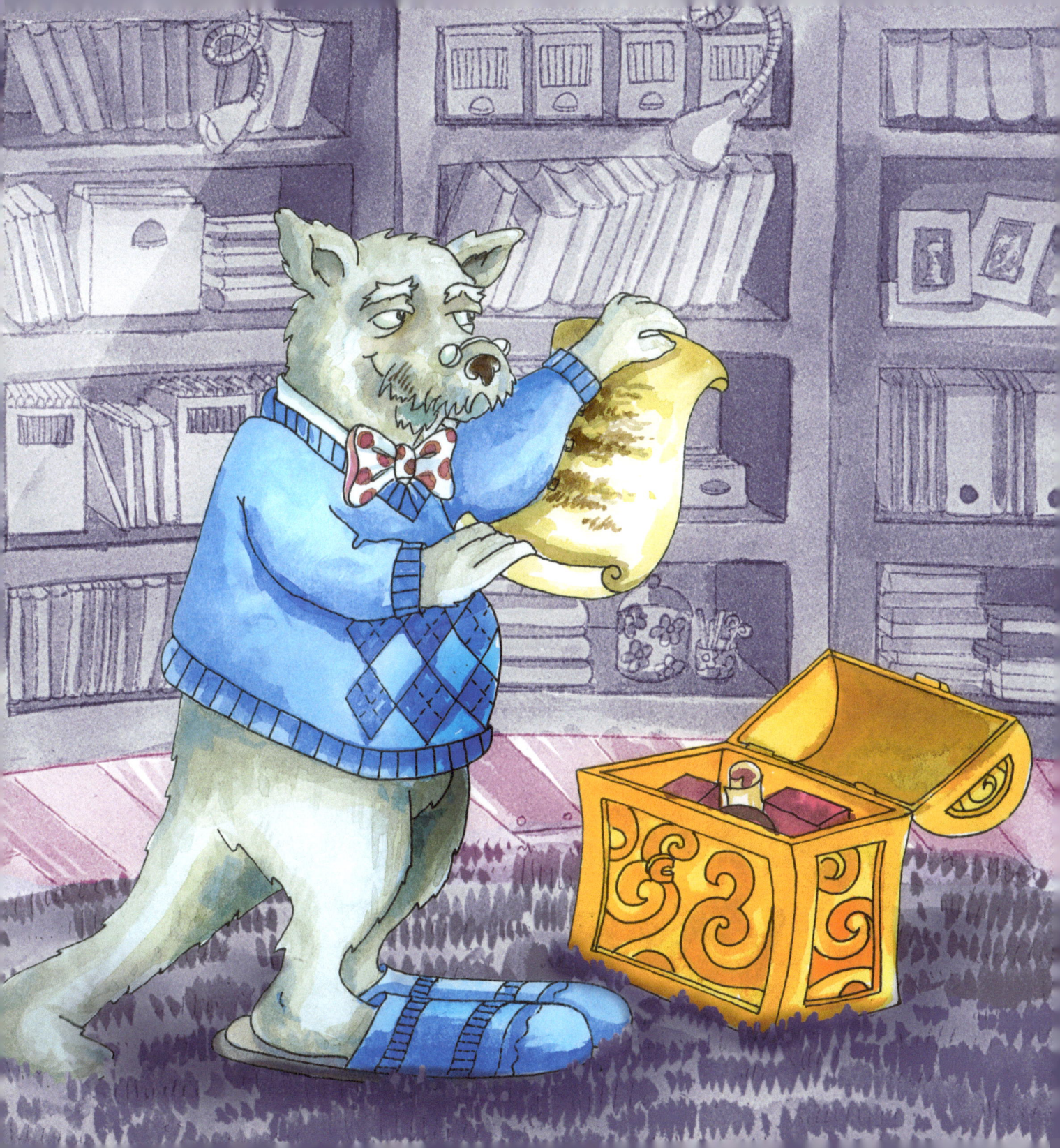

En Busca del Atesorado Bebé Canguro

Encontrar un esperma
Una semilla que viene de un canguro macho.

Encontrar un óvulo
Una semilla que viene de un canguro hembra.

Encontrar un vientre
Que está dentro de la bolsa de un canguro hembra.

Jack y Sam leyeron con mucho cuidado
el pergamino enrollado que contenía
La Lista para la Búsqueda del
Atesorado Bebé Canguro.

"Ok, lo primero que
está en nuestra lista
son los espermas,"
dijo Jack.

"Los dos tenemos
espermas pero en
realidad no importa
de quien es el esperma,
los gemelos serán
de los dos de todas
maneras,"
dijo Sam.

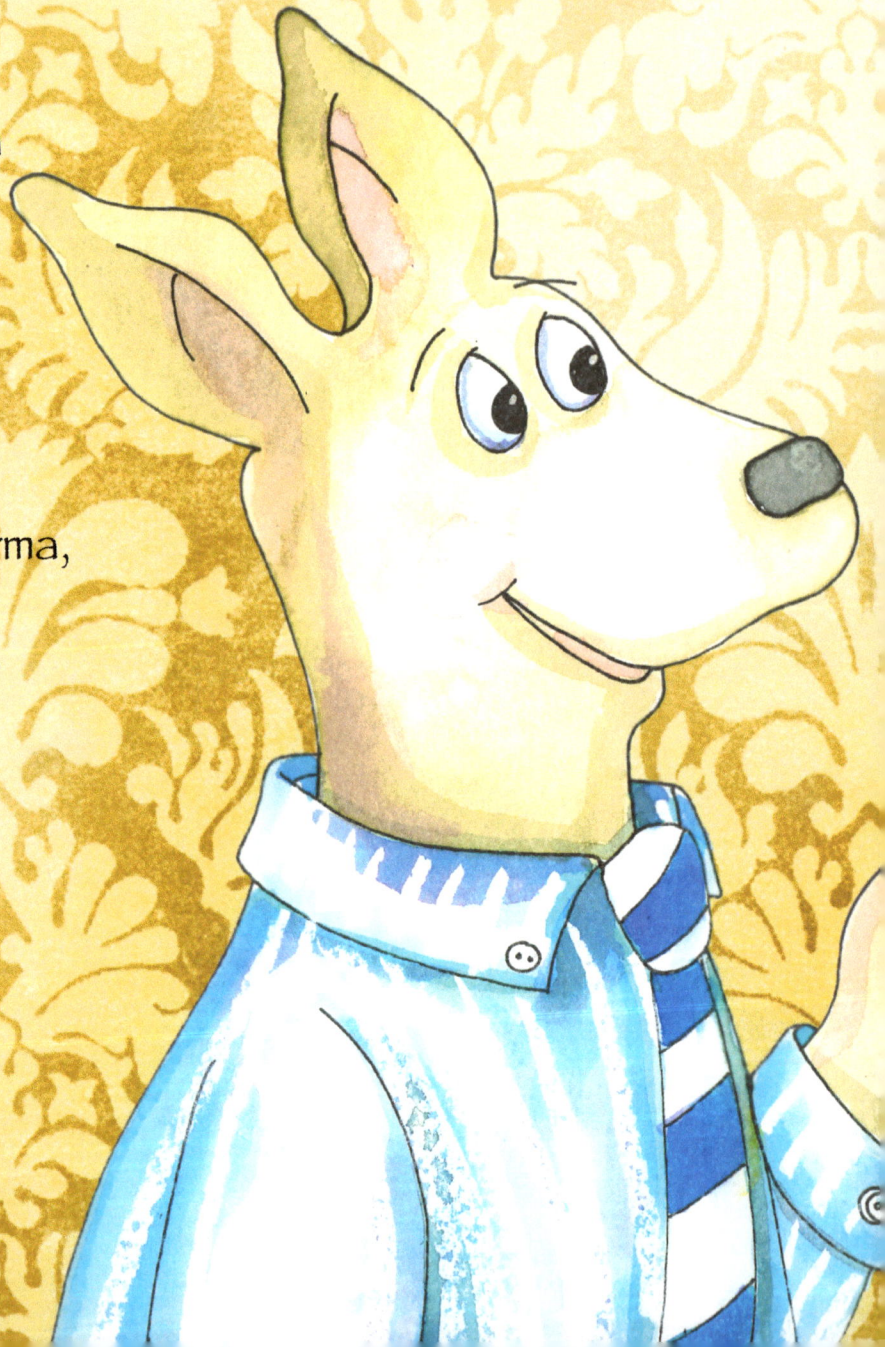

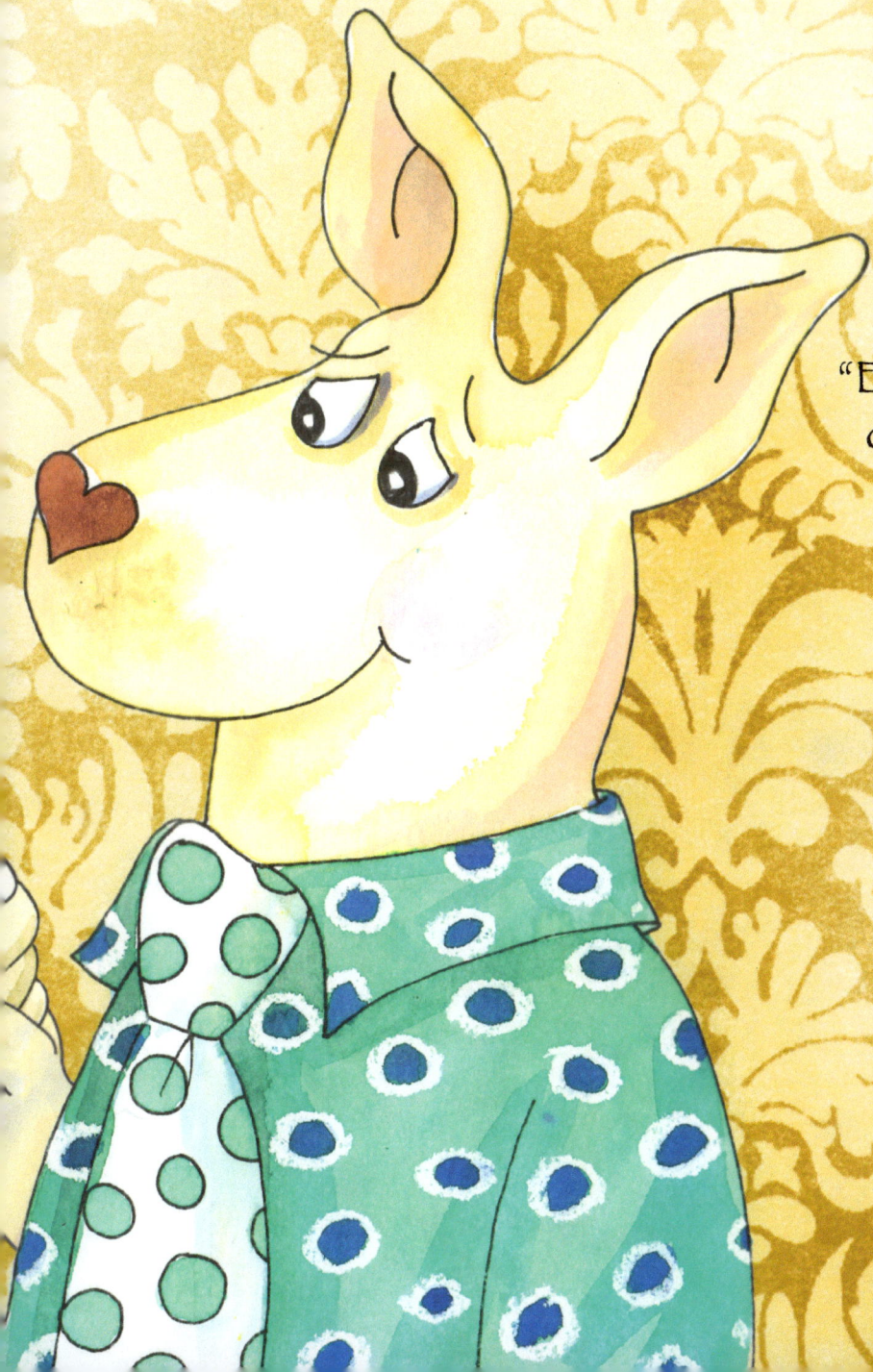

"Podemos usar tu
esperma o el mío,"
dijo Jack.

"Estoy tan contento
que pronto los dos
seremos papas,"
dijo Sam

Felices, Jack y Sam marcaron la primera tarea que el Sabio Simón les había pedido buscar.

"Ahora necesitamos encontrar un óvulo", dijo Jack.

"Vamos a visitar a Amable Amelia", dijo Sam.

En Busca del Atesorado Bebé Canguro

Encontrar un esperma
Una semilla que viene de un canguro macho.

Encontrar un óvulo
Una semilla que viene de un canguro hembra.

Encontrar un vientre
Que está dentro de la bolsa de un canguro hembra.

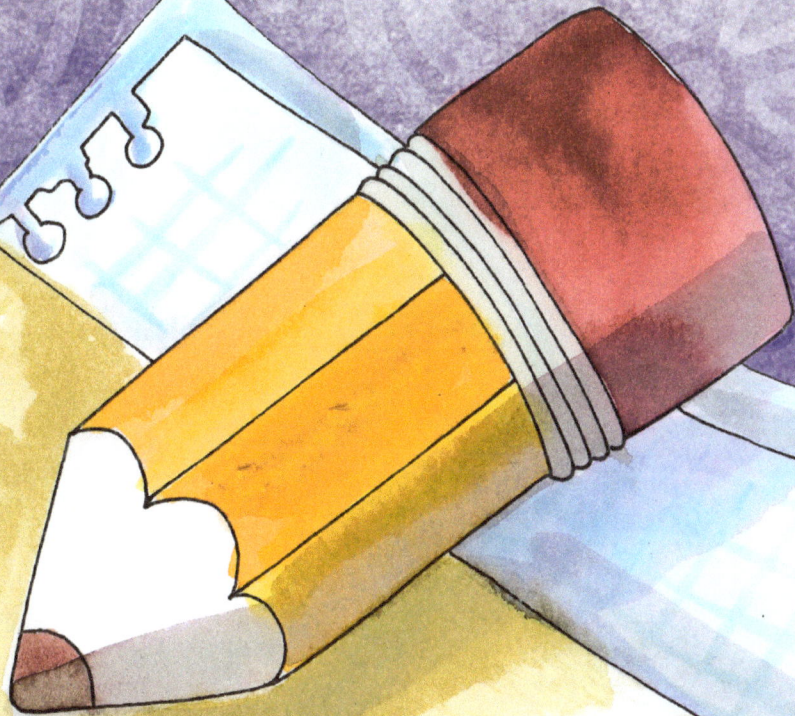

"Hola, Amable Amelia",
dijeron Jack y Sam.

"Qué sorpresa tan agradable
de verlos", contestó Amable Amelia.

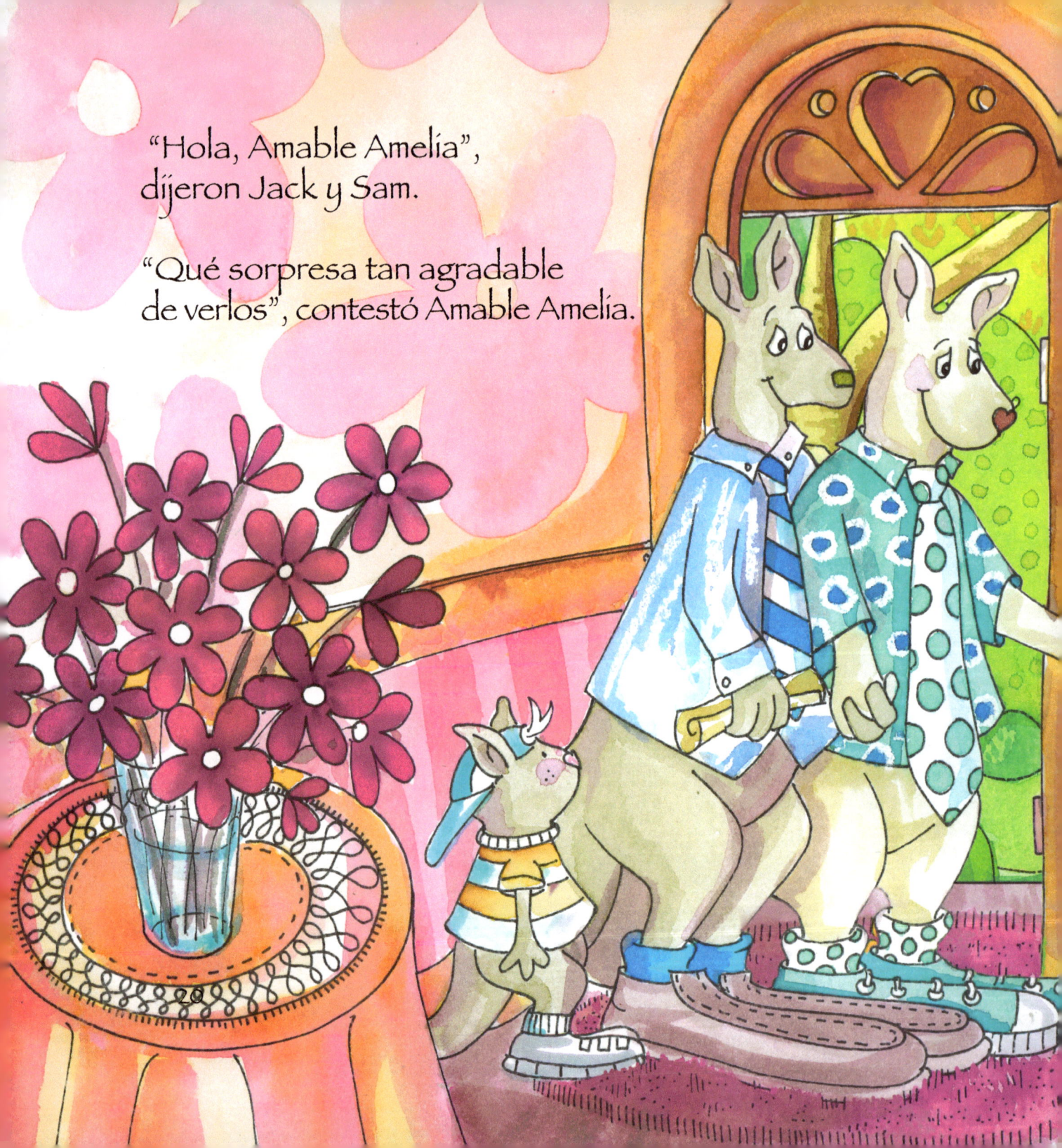

20

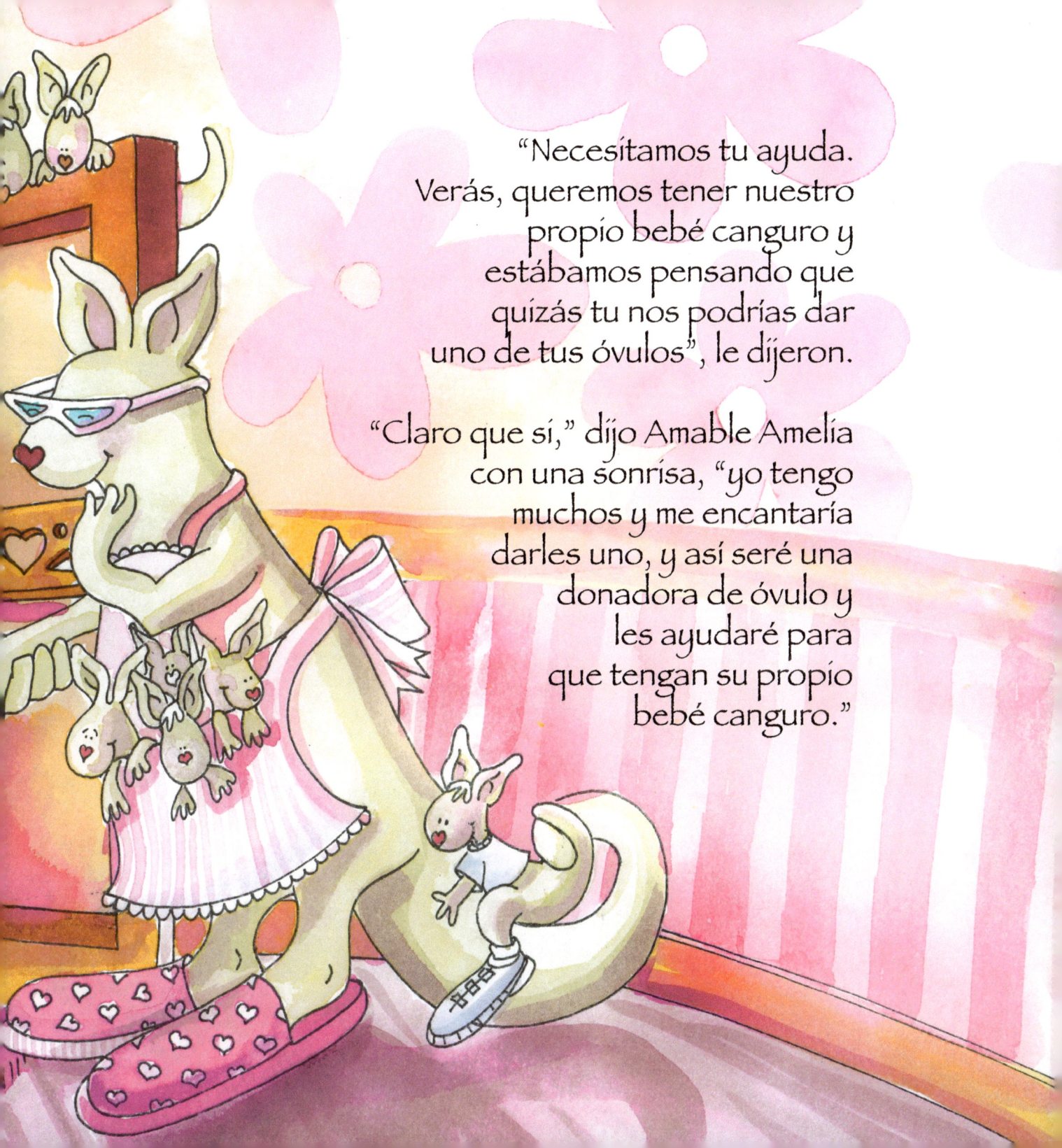

"Necesitamos tu ayuda. Verás, queremos tener nuestro propio bebé canguro y estábamos pensando que quizás tu nos podrías dar uno de tus óvulos", le dijeron.

"Claro que sí," dijo Amable Amelia con una sonrisa, "yo tengo muchos y me encantaría darles uno, y así seré una donadora de óvulo y les ayudaré para que tengan su propio bebé canguro."

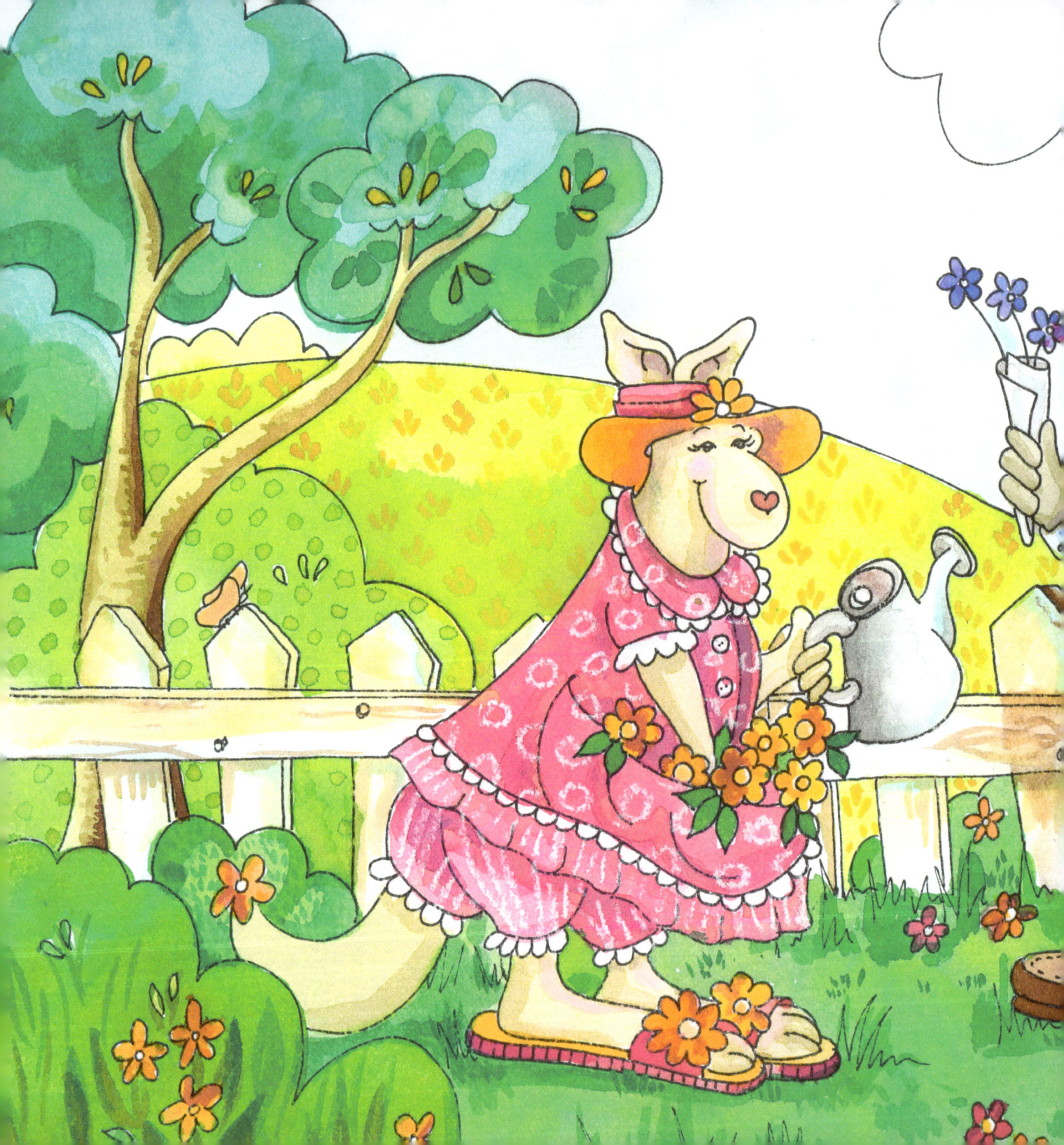

A la mañana siguiente,
muy temprano, Jack y Sam
fueron a visitar a Dulce Delsey
para preguntarle si podría
prestar su bolsa unos meses
para meter ahí su bebé canguro y
que pudiera crecer en ella.

"¡Claro que sí!" dijo Dulce Delsey
con una sonrisa, "me encantaría
eso quiere decir que yo seré
una madre subrogada
para su bebé canguro"

Jack y Sam estaban muy emocionados
pues habían encontrado todo
lo que pedía el Sabio Simón en la lista y
de inmediato fueron a visitarlo nuevamente,
para ver qué más tenían que hacer.

El Sabio Simón los felicitó por haber completado
tan rápido la primera parte de la lista.

"Ahora necesitan..." dijo Sabio Simón,
mientras Jack y Sam escuchaban atentamente,
"ahora necesitan ir con el Dr. Gentil Gotunda,
él sabe de qué manera reunir todas las partes de
La Lista para la Búsqueda del
Atesorado Bebé Canguro."

"Por favor prométanme que van a volver a
visitarme cuando nazca su bebé canguro",
dijo con mucho entusiasmo.

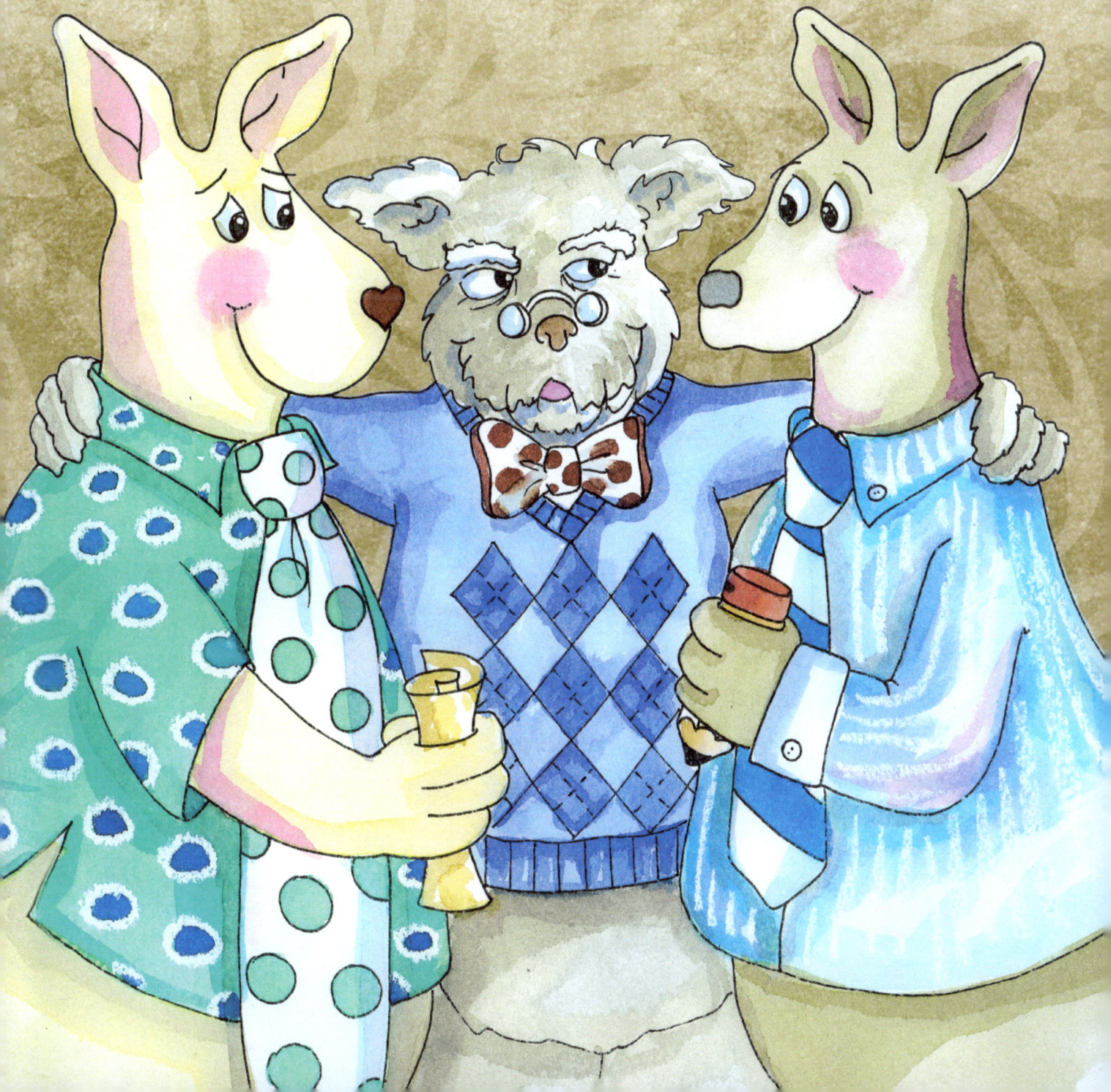

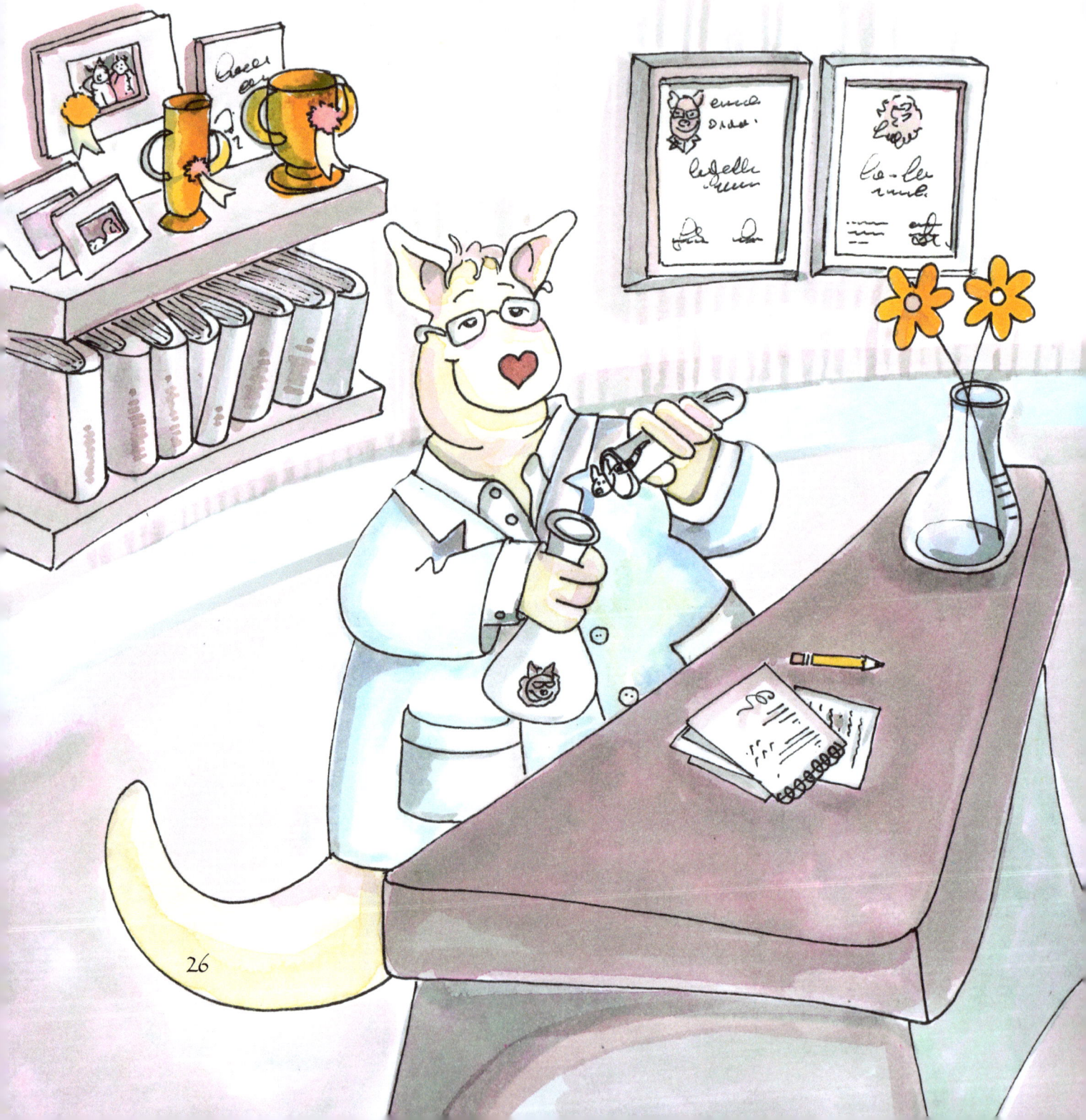

En la clínica, el Dr. Gentil Gotunda con mucho cuidado
puso el óvulo de Amable Amelia y el esperma de Jack
juntos en un tubo de ensayo y pacientemente los
cuidó hasta que se fertilizaron y formaron
un embrión canguro, que es el principio de un bebé.

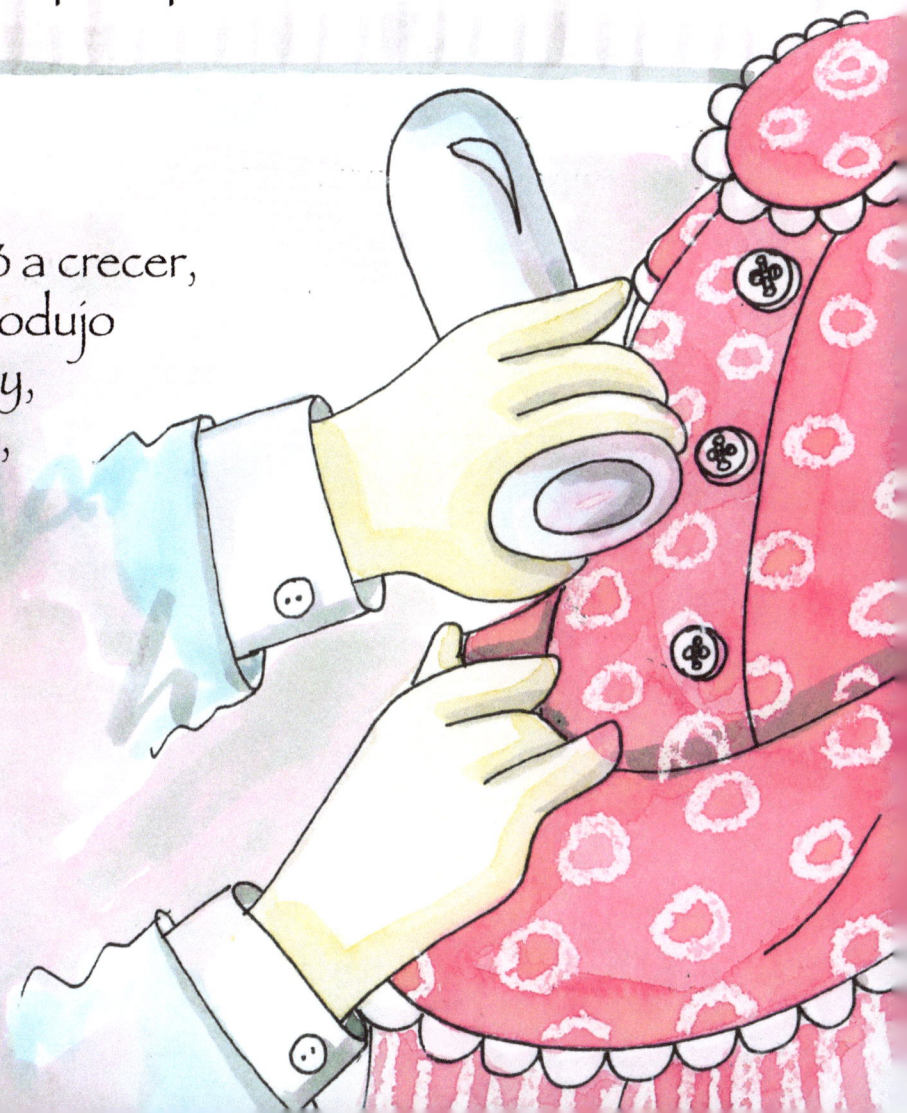

Cuando el embrión comenzó a crecer,
el Dr. Gentil Gotunda lo introdujo
en el vientre de Dulce Delsey,
que está dentro de su bolsa,
donde el embrión

creció...

creció...

y creció.

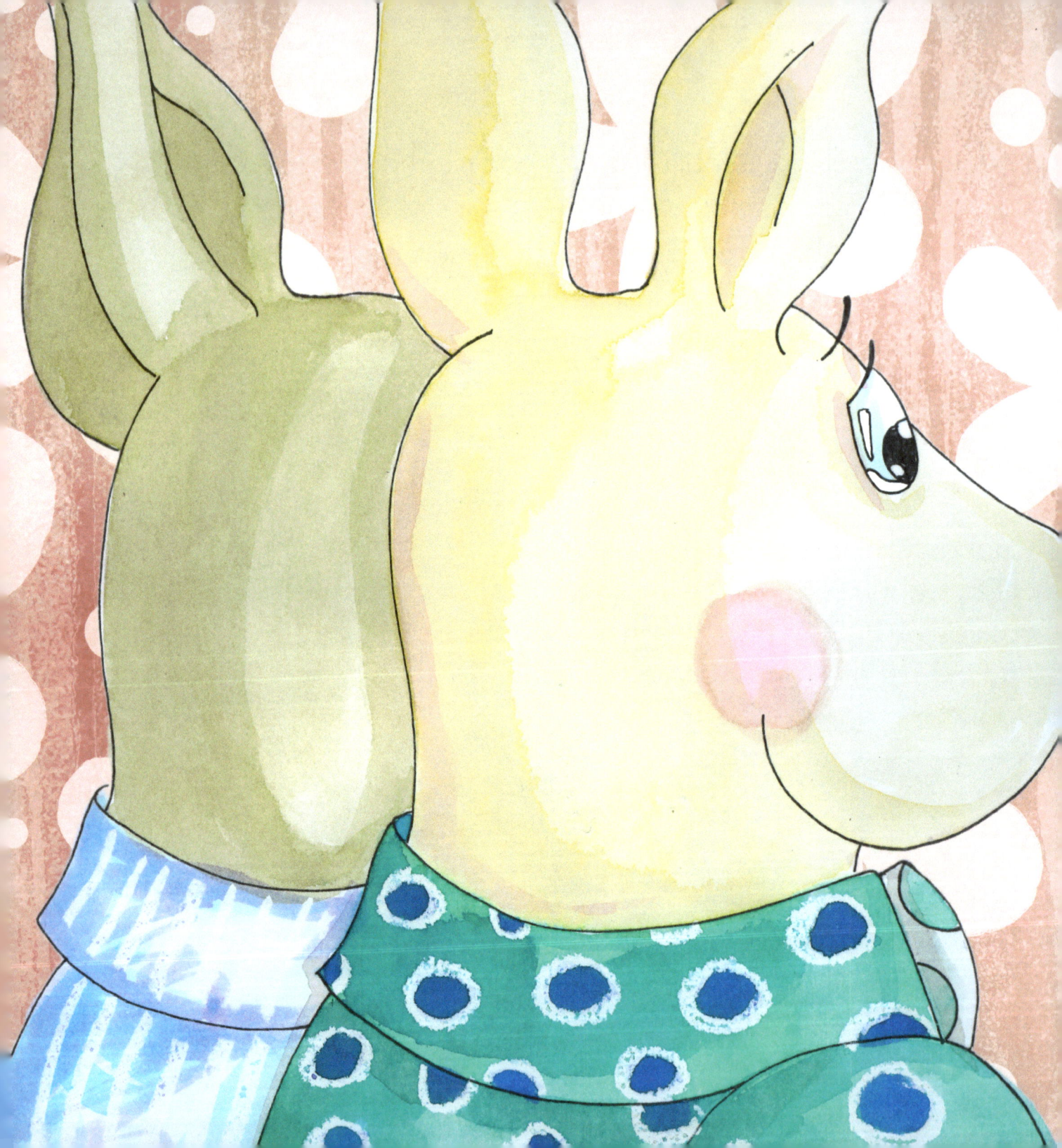

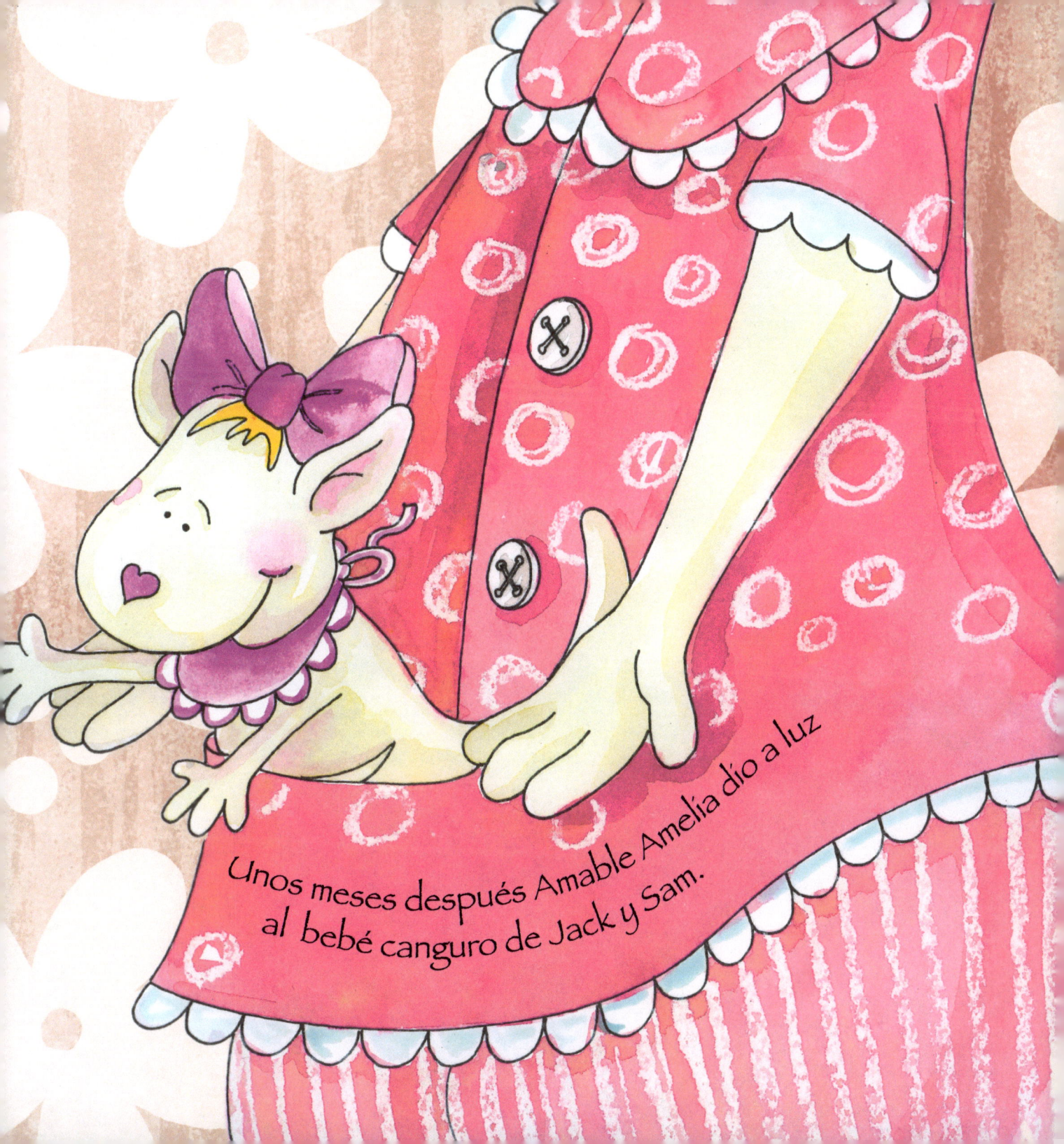

Unos meses después Amable Amelia dio a luz
al bebé canguro de Jack y Sam.

Por fin, Jack y Sam fueron a visitar al Sabio Simón como una familia feliz, con el bebé Joey, su tan deseado y amado tesoro.

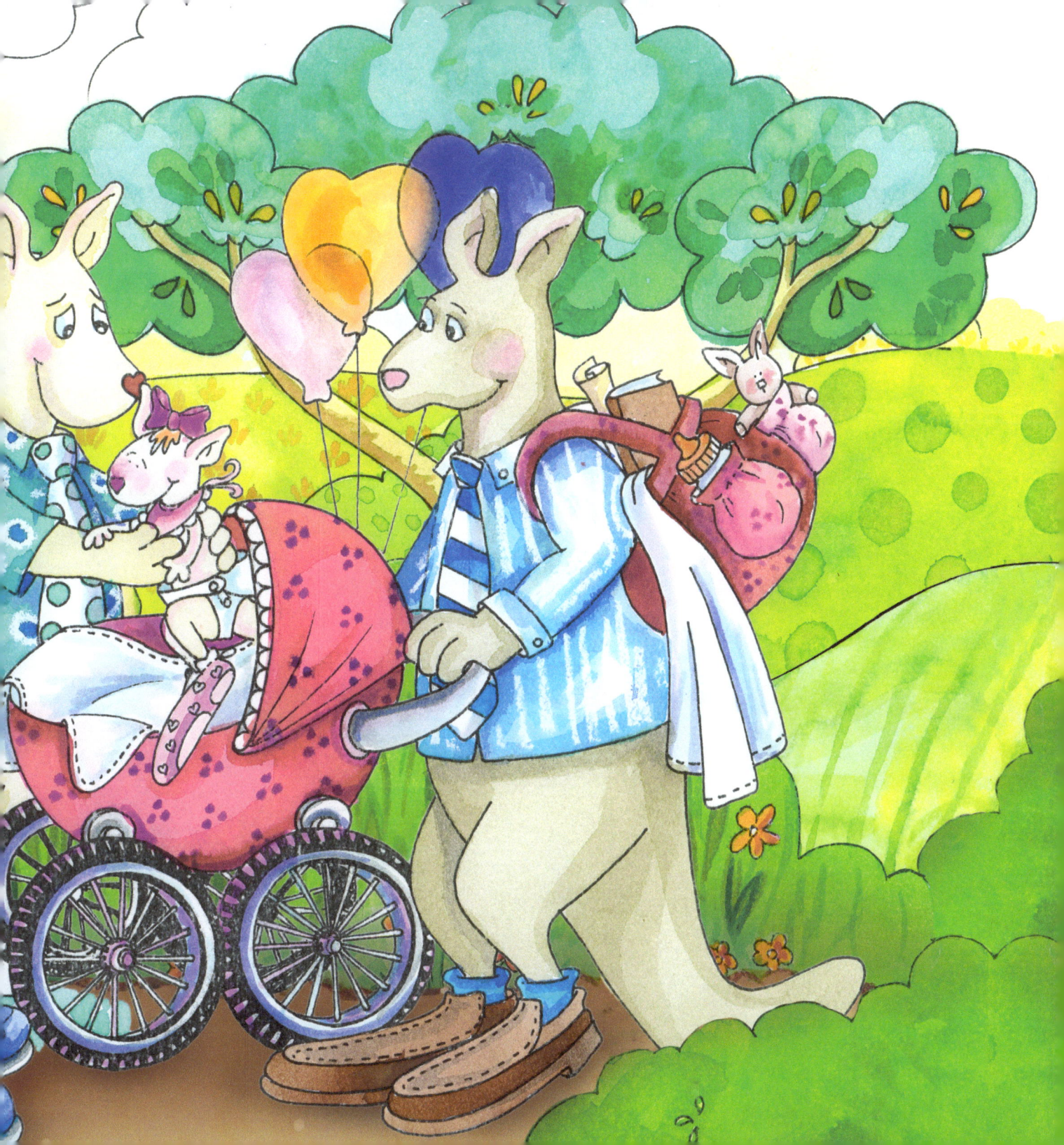

www.ingramcontent.com/pod-product-compliance
Lightning Source LLC
Chambersburg PA
CBHW040749100426
42735CB00034B/122